Esercizi di stretching per anziani over 60

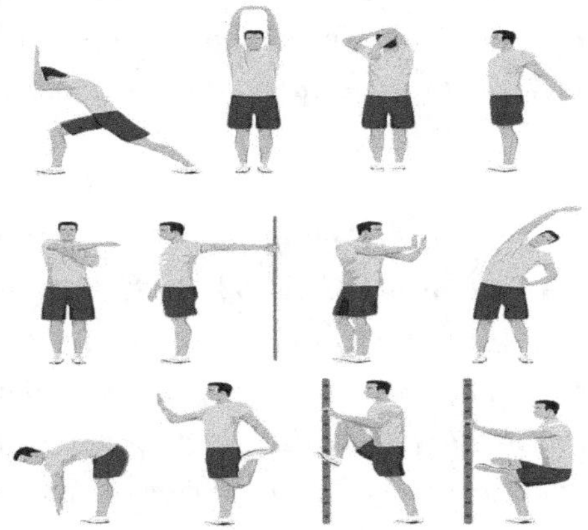

Movimenti delicati per una vita più sana per rimanere flessibili e attivi nella tua età dell'oro

Diana E. Allison

Disclaimer

Le informazioni qui fornite si basano su ricerche approfondite e non sono intese come sostitutive di diagnosi, trattamenti o cure professionali. Consultare il proprio medico o operatore sanitario qualificato per qualsiasi problema medico. Tieni presente che questa risorsa non è un rimedio ma è intesa solo a scopo gestionale. Le risposte individuali al trattamento possono variare e una guida medica personalizzata è essenziale per una corretta diagnosi, trattamento e gestione delle condizioni di salute.

Sommario

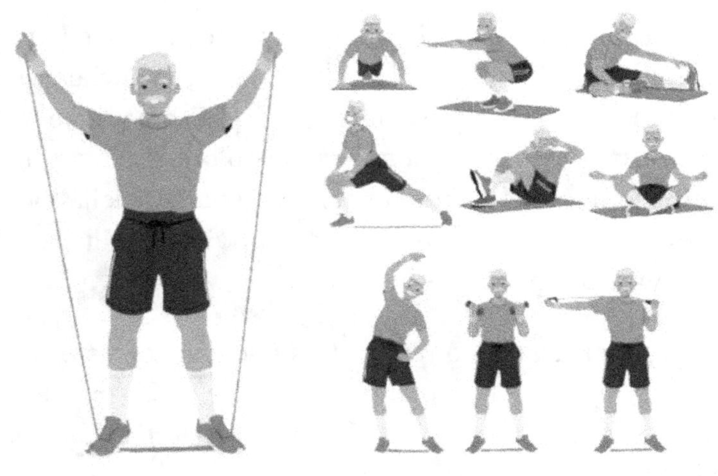

Introduzione

Benvenuti in un viaggio di rinnovata vitalità e flessibilità. Man mano che invecchiamo, mantenere uno stile di vita attivo diventa sempre più importante. Gli esercizi di stretching non servono solo a mantenersi in forma; mirano a migliorare la qualità della vita, prevenire gli infortuni e godersi le attività quotidiane con facilità e comodità.

Per gli anziani, incorporare lo stretching regolare nella propria routine può portare notevoli benefici. Immagina di svegliarti ogni mattina con meno rigidità, di sentirti più energico durante il giorno e di poterti muovere liberamente e con sicurezza. Questi movimenti delicati sono progettati per aiutarti a raggiungere proprio questo.

In questa guida esploreremo una serie di esercizi di stretching studiati appositamente per le tue esigenze. Che tu sia un utente esperto o un principiante nel fitness, questi esercizi di stretching sono semplici, sicuri e altamente efficaci. Il nostro obiettivo è farti sentire più forte, più flessibile e pronto ad abbracciare ogni momento dei tuoi anni d'oro.

Intraprendiamo insieme questo percorso verso una salute migliore e scopriamo come pochi minuti di stretching ogni giorno possono trasformare la tua vita. Preparati a sentirti più giovane, vivace e attivo che mai!

Importanza dello stretching per gli anziani

Lo stretching gioca un ruolo fondamentale nella salute e nel benessere degli anziani, offrendo una moltitudine di benefici che migliorano la vita quotidiana e la vitalità generale. Con l'avanzare dell'età, i nostri muscoli perdono naturalmente elasticità e le articolazioni diventano più rigide, rendendo i movimenti più impegnativi. Incorporare uno stretching regolare nella tua routine può contrastare questi effetti e fornire vantaggi significativi:

1. **Mantenere la flessibilità**: Lo stretching aiuta a migliorare e mantenere la flessibilità dei muscoli e delle articolazioni. Questa maggiore flessibilità si traduce in una migliore libertà di movimento, consentendo agli anziani di svolgere le attività quotidiane con maggiore facilità e comfort.

2. **Migliorare la postura**: Una buona postura è essenziale per mantenere l'equilibrio e ridurre il rischio di cadute, che può essere particolarmente dannoso per gli anziani. Gli esercizi di stretching promuovono il corretto allineamento della colonna vertebrale e dei muscoli, contribuendo a una migliore postura e stabilità.

3. **Ridurre la tensione e il dolore muscolare:** Lo stretching aiuta ad alleviare la tensione muscolare e a ridurre la probabilità di indolenzimento muscolare dopo l'attività fisica o periodi prolungati seduti o in piedi. Ciò può migliorare la mobilità e ridurre il disagio.

4. **Migliorare la circolazione sanguigna:** Impegnarsi nei movimenti di stretching stimola il flusso sanguigno ai muscoli e alle articolazioni, favorendo una migliore circolazione in tutto il corpo. Una migliore circolazione contribuisce a una guarigione più rapida delle lesioni e a una migliore salute cardiovascolare generale.

5. **Aumentare i livelli di energia:** Lo stretching regolare può aumentare i livelli di energia aumentando il flusso sanguigno e l'apporto di ossigeno ai tessuti. Ciò può farti sentire più rinvigorito e meno stanco durante il giorno.

6. **Prevenire gli infortuni:** I muscoli e le articolazioni flessibili sono meno soggetti a lesioni quali stiramenti, distorsioni e stiramenti muscolari. Lo stretching aiuta a preparare il corpo alle attività fisiche e riduce il rischio di lesioni durante l'esercizio o le attività quotidiane.

7. **Migliorare il benessere mentale**: Gli esercizi di stretching possono avere un impatto positivo sulla salute mentale promuovendo il rilassamento, riducendo i livelli di stress e migliorando l'umore generale. Questo approccio olistico al fitness può contribuire a una migliore qualità della vita negli anni da senior.

Incorporare una varietà di esercizi di stretching nella tua routine quotidiana, adattati alle tue esigenze e capacità individuali, può migliorare significativamente il tuo benessere fisico e mentale mentre attraversi gli anni d'oro. Abbraccia i benefici dello stretching e goditi una vita più attiva e appagante con mobilità e vitalità migliorate.

Vantaggi dello stretching regolare

Lo stretching regolare offre una vasta gamma di benefici che contribuiscono sia alla salute fisica che al benessere generale, soprattutto per gli anziani. Ecco i principali vantaggi:

1. **Flessibilità e range di movimento migliorati:** Gli esercizi di stretching aiutano ad allungare i muscoli e ad aumentare la flessibilità delle articolazioni, consentendo una migliore libertà di movimento. Questa flessibilità è essenziale per

svolgere le attività quotidiane con facilità e ridurre il rischio di infortuni.

2. **Funzione muscolare migliorata**: Lo stretching promuove una migliore coordinazione muscolare ed equilibrio, che sono cruciali per mantenere la stabilità e prevenire le cadute, una preoccupazione significativa per gli anziani.

3. **Riduzione della tensione muscolare e del dolore:** Lo stretching rilassa i muscoli tesi e allevia la rigidità, fornendo sollievo dal disagio spesso associato all'invecchiamento, alla seduta prolungata o all'attività fisica.

4. **Migliore postura e allineamento:** Lo stretching aiuta a correggere gli squilibri muscolari, a migliorare la postura e ad allineare correttamente la colonna vertebrale. Ciò può ridurre lo sforzo sulla schiena e sul collo, migliorando la meccanica generale del corpo.

5. **Circolazione migliorata:** Lo stretching aumenta il flusso sanguigno ai muscoli e alle articolazioni, favorendo una migliore circolazione in tutto il corpo. Una migliore circolazione favorisce un recupero più rapido dagli infortuni e contribuisce alla salute cardiovascolare.

6. **Sollievo dallo stress e rilassamento:** Impegnarsi in esercizi di stretching favorisce il rilassamento rilasciando la tensione immagazzinata nei muscoli. Ciò può abbassare i livelli di stress, migliorare l'umore e contribuire a un migliore benessere mentale.

7. **Prevenzione degli infortuni:** I muscoli e i tendini flessibili hanno meno probabilità di essere tesi o feriti durante le attività fisiche o quotidiano compiti. Lo stretching regolare prepara il corpo al movimento e riduce il rischio di stiramenti muscolari, distorsioni e altre lesioni.

8. **Prestazioni migliorate nelle attività fisiche:** Una maggiore flessibilità e una migliore funzione muscolare si traducono in migliori prestazioni negli sport, nelle attività ricreative e nelle attività quotidiane, consentendo agli anziani di mantenere uno stile di vita attivo.

9. **Supporto per la salute delle articolazioni:** Lo stretching aiuta a mantenere la salute delle articolazioni preservando il liquido sinoviale lubrificante e prevenendo la rigidità che può portare all'artrite o ad altri problemi legati alle articolazioni.

10. Promozione della longevità e della qualità della vita: Migliorando la flessibilità, riducendo la tensione muscolare e sostenendo la salute fisica generale, lo stretching regolare può contribuire a una migliore qualità della vita e promuovere l'indipendenza con l'invecchiamento degli individui.

Lo stretching regolare non è solo una semplice routine; è un percorso per mantenere e migliorare il tuo benessere fisico e mentale mentre invecchi. I benefici degli esercizi di stretching per gli anziani sono profondi e di vasta portata, dal miglioramento della flessibilità e dell'ampiezza di movimento alla riduzione della tensione muscolare e al miglioramento della postura e dell'equilibrio generale.

Capitolo 1: Suggerimenti per la sicurezza

Riscaldamento

Il riscaldamento prima dello stretching è essenziale per preparare i muscoli e le articolazioni all'attività, riducendo il rischio di infortuni e migliorando l'efficacia della routine di stretching. Segui questi suggerimenti per garantire un riscaldamento sicuro ed efficace:

1. **Inizia con un'attività aerobica leggera:** Inizia il riscaldamento con 5-10 minuti di esercizio aerobico leggero come camminare, marciare sul posto o andare in bicicletta su una cyclette. Ciò aumenta la frequenza cardiaca e il flusso sanguigno ai muscoli.

2. **Concentrarsi sui movimenti dinamici**: Incorpora movimenti dinamici che imitano i movimenti che farai durante lo stretching. Ad esempio, i movimenti circolari delle braccia, le oscillazioni delle gambe o le leggere torsioni

possono aiutare a sciogliere le articolazioni e aumentare la flessibilità.

3. **Aumentare gradualmente l'intensità:** Aumenta progressivamente l'intensità delle tue attività di riscaldamento. Inizia con movimenti delicati e passa gradualmente a esercizi con una gamma di movimento più ampia man mano che i tuoi muscoli iniziano a sentirsi più agili.

4. **Includere movimenti articolari specifici:** presta attenzione alle aree che verranno prese di mira durante la routine di stretching. Muovi le articolazioni attraverso l'intera gamma di movimento per lubrificare le capsule articolari e prepararle allo stretching.

5. **Ascolta il tuo corpo:** Presta attenzione a come si sente il tuo corpo durante il riscaldamento. È normale avvertire un leggero aumento della temperatura e una lieve sudorazione, ma non dovresti avvertire dolore o fastidio. Se lo fai, regola la tua intensità o tecnica.

6. **Rimani idratato:** Bevi acqua prima e dopo il riscaldamento per rimanere idratato. Una corretta idratazione supporta la funzione muscolare e

aiuta a regolare la temperatura corporea durante l'esercizio.

Incorporando questi suggerimenti per il riscaldamento nella tua routine di stretching, ti assicurerai che i tuoi muscoli siano adeguatamente preparati per l'attività, riducendo il rischio di stiramenti o lesioni. Un corretto riscaldamento non solo migliora l'efficacia degli allungamenti, ma pone anche le basi per una sessione di allenamento sicura e divertente.

Tecnico proprio

Mantenere una tecnica adeguata durante gli esercizi di stretching è fondamentale per massimizzare i benefici e prevenire gli infortuni, soprattutto per gli anziani. Segui queste linee guida per garantire uno stretching sicuro ed efficace:

1. **Prima il riscaldamento:** Inizia sempre con un riscaldamento delicato per aumentare il flusso sanguigno ai muscoli e prepararli allo stretching. Questo aiuta a ridurre la rigidità muscolare e migliora la flessibilità.

2. **Inizia lentamente**: Iniziare ogni allungamento lentamente e delicatamente senza sobbalzare o sussultare. Rilassati nell'allungamento finché non

avverti una leggera tensione, fermandoti prima di sentire dolore.

3. **Mantieni ogni allungamento**: mantieni ogni allungamento per 15-30 secondi, o più a lungo se ti senti a tuo agio, per dare ai muscoli il tempo di rilassarsi e allungarsi. Evitare di trattenere il respiro; invece, respira profondamente e costantemente.

4. **Concentrarsi sul gruppo muscolare**: Concentrati sul gruppo muscolare specifico a cui ti rivolgi con ogni allungamento. Visualizza l'allungamento muscolare e l'aumento graduale della flessibilità.

5. **Evitare allungamenti eccessivi**: Allungarsi fino al punto di un lieve disagio, ma mai fino al dolore. Lo stretching eccessivo può causare stiramenti muscolari o altre lesioni, soprattutto negli anziani.

6. **Utilizzare l'allineamento corretto**: Mantenere il corretto allineamento del corpo durante ogni allungamento. Ad esempio, mantieni la colonna vertebrale in posizione neutrale e le spalle rilassate quando allunghi il collo e la parte superiore della schiena.

7. **Modifica secondo necessità**: Se hai problemi articolari o problemi di salute specifici, modifica gli allungamenti per soddisfare le tue esigenze. Consultare un operatore sanitario o un fisioterapista per un consiglio personalizzato.

8. **Rimani coerente:** Incorpora lo stretching nella tua routine quotidiana per mantenere e migliorare la flessibilità nel tempo. La costanza è la chiave per ottenere i benefici a lungo termine degli esercizi di stretching.

Seguendo queste linee guida per una tecnica corretta, puoi incorporare in modo sicuro ed efficace lo stretching nel tuo regime di fitness. Ricorda, lo stretching dovrebbe farti sentire bene e contribuire al tuo benessere generale senza causare disagio o dolore.

Ascoltare il tuo corpo

Ascoltare il proprio corpo è essenziale durante gli esercizi di stretching, in particolare per gli anziani, per garantire sicurezza e massimizzare i benefici della routine. Ecco alcune considerazioni chiave per aiutarti a sintonizzarti sui segnali del tuo corpo:

1. **Rispetta i tuoi limiti:** Tieni presente che la flessibilità e l'ampiezza dei movimenti di ognuno variano. Rispetta le capacità attuali del tuo corpo ed evita di spingerti oltre i limiti confortevoli.

2. **Presta attenzione alle sensazioni:** Durante lo stretching, prestare attenzione alle sensazioni dei muscoli e delle articolazioni. Un lieve disagio o tensione è normale, ma un dolore acuto o un disagio eccessivo indicano che dovresti allentare l'allungamento.

3. **Respira consapevolmente:** Usa il tuo respiro come guida. Respira profondamente e ritmicamente durante gli allungamenti per rilassare i muscoli e migliorare l'efficacia di ogni allungamento.

4. **Modifica secondo necessità:** Se un allungamento sembra troppo intenso o provoca dolore, modificalo in una posizione più comoda o prova un allungamento diverso che abbia come target lo stesso gruppo muscolare. Non esiste un approccio valido per tutti, quindi trova quello che funziona meglio per te.

5. **Sii paziente e gentile:** Concediti il tempo per migliorare gradualmente la flessibilità. Evitare

movimenti improvvisi o forzati che potrebbero sforzare i muscoli o le articolazioni. Un progresso delicato e costante è la chiave per il successo a lungo termine.

6. **Ascolta il feedback:** Il tuo corpo fornisce feedback attraverso sensazioni di allungamento, tensione o rilassamento. Impara a interpretare questi segnali per adattare di conseguenza la tua routine di stretching.

7. **Rimani idratato:** Mantenere una corretta idratazione prima e dopo gli esercizi di stretching. La disidratazione può contribuire alla rigidità muscolare e ai crampi, influenzando la capacità di allungarsi in modo efficace.

8. **Consulta un professionista:** Se soffri di dolore cronico, condizioni di salute specifiche o dubbi sugli esercizi di stretching, consulta un operatore sanitario o un fisioterapista per una guida personalizzata.

Ascoltando il tuo corpo e rispettando i suoi segnali durante gli esercizi di stretching, puoi coltivare una routine sicura ed efficace che supporti la tua salute e il tuo benessere generale. Regola i tuoi allungamenti secondo necessità, rimani consapevole delle risposte del tuo corpo e goditi i benefici di una migliore flessibilità e mobilità.

Quando chiedere consiglio al medico

Sebbene gli esercizi di stretching offrano numerosi benefici per gli anziani, è importante essere consapevoli delle risposte del proprio corpo e chiedere consiglio al medico quando necessario. Ecco le situazioni in cui è consigliabile consultare un operatore sanitario:

1. **Dolore persistente:** Se avverti dolore persistente o acuto durante o dopo gli esercizi di stretching, soprattutto in articolazioni o muscoli specifici, potrebbe indicare un problema di fondo come artrite, tendinite o affaticamento muscolare.

2. **Diminuzione del range di movimento:** Se noti una diminuzione improvvisa o graduale dell'ampiezza di movimento nonostante lo stretching regolare, potrebbe essere un segno di rigidità articolare, infiammazione o altre condizioni muscoloscheletriche che richiedono una valutazione.

3. **Difficoltà nello svolgimento delle attività quotidiane:** Se la rigidità o il dolore derivanti dagli esercizi di stretching interferiscono con la

capacità di svolgere attività quotidiane come camminare, salire le scale o alzarsi da una sedia, è importante discutere questi sintomi con un operatore sanitario.

4. **Nuovi sintomi**: Se sviluppi nuovi sintomi come gonfiore, intorpidimento, formicolio o debolezza nei muscoli o nelle articolazioni dopo lo stretching, potrebbe indicare una lesione o un problema correlato ai nervi che richiede cure mediche.

5. **Condizioni mediche preesistenti:** Se soffri di condizioni mediche preesistenti come l'osteoporosi, l'artrosi, le malattie cardiovascolari o il diabete, consulta il tuo medico prima di iniziare una nuova routine di stretching per assicurarti che sia sicura e adeguata al tuo stato di salute.

6. **Intervento chirurgico o infortunio recente:** Se hai subito un intervento chirurgico recente o ti stai riprendendo da un infortunio, chiedi consiglio al tuo medico o al fisioterapista prima di intraprendere esercizi di stretching per evitare complicazioni o battute d'arresto nel recupero.

7. **Gonfiore articolare persistente**: Se avverti gonfiore o infiammazione persistente alle articolazioni, in particolare dopo esercizi di stretching, potrebbe indicare una condizione articolare sottostante che richiede valutazione e trattamento medico.

8. **Affaticamento o debolezza inspiegabili:** Se ti senti insolitamente stanco o debole durante o dopo gli esercizi di stretching, potrebbe essere un segno di sforzo eccessivo, disidratazione o un problema medico di base che richiede una valutazione medica.

Monitorando le risposte del tuo corpo e chiedendo consiglio al medico quando necessario, puoi assicurarti che la tua routine di stretching supporti la tua salute e il tuo benessere generale senza compromettere la sicurezza. Il tuo medico può fornire consigli e indicazioni personalizzate per aiutarti a ottenere risultati ottimali dai tuoi esercizi di stretching.

Capitolo 2: Allungamenti della parte superiore del corpo

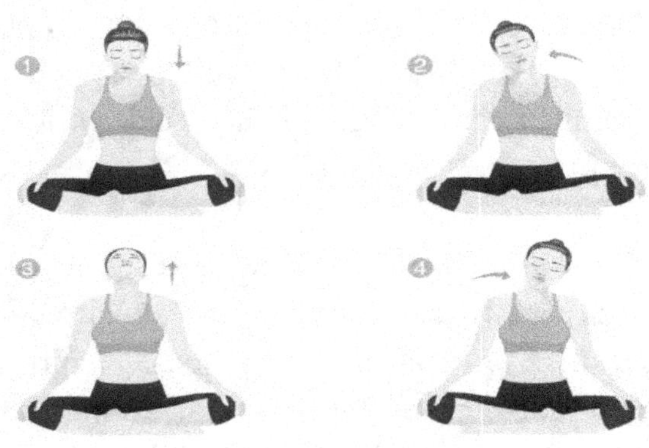

Allungamento del collo

Lo stretching del collo è un esercizio semplice ma efficace per alleviare la tensione e migliorare la flessibilità del collo e della parte superiore delle spalle. Segui questi passaggi per un allungamento del collo sicuro ed efficace:

1. **Siediti o stai in piedi**: Mantenere una buona postura con le spalle rilassate e la colonna vertebrale dritta.

2. **Inclina lentamente la testa:** Inclina delicatamente la testa da un lato, portando l'orecchio verso la spalla. Evitare di sollevare o ruotare la spalla; mantienilo rilassato.

3. **Mantieni l'allungamento**: mantieni la posizione per 15-30 secondi, avvertendo un leggero allungamento lungo il lato del collo e della spalla.

4. **Cambiare lato:** Riporta la testa in posizione centrale e ripeti l'allungamento sul lato opposto.

5. **Respira profondamente:** Fai respiri lenti e profondi mentre trattieni ogni allungamento per rilassare i muscoli e approfondire l'allungamento.

6. **Ripetere secondo necessità:** Puoi eseguire l'allungamento del collo più volte durante la giornata, soprattutto se trascorri lunghi periodi seduto alla scrivania o al computer.

Suggerimenti per la sicurezza:
- **Evitare allungamenti eccessivi:** Allungati solo fino al punto in cui senti una leggera trazione; non forzare l'allungamento né causare dolore.

- **Sii gentile**: Il collo è sensibile, quindi sii gentile e graduale nei tuoi movimenti.

- **Consulta un professionista:** Se soffri di dolore al collo o hai precedenti di lesioni al collo, consulta un operatore sanitario o un fisioterapista prima di eseguire esercizi di allungamento del collo.

Incorporare l'allungamento del collo nella tua routine quotidiana può aiutare ad alleviare la rigidità, migliorare la postura e ridurre il disagio al collo e alle spalle, promuovendo la salute e il benessere generale del collo.

Allungamento delle spalle

L'allungamento delle spalle aiuta a migliorare la flessibilità e ad alleviare la tensione nelle spalle e nella parte superiore della schiena. Segui questi passaggi per eseguire un allungamento della spalla sicuro ed efficace:

1. **Stai in piedi o siediti comodamente**: Mantenere una buona postura con la colonna vertebrale dritta e le spalle rilassate.

2. **Raggiungi tutto il tuo corpo**: Estendi un braccio sul petto all'altezza delle spalle, mantenendolo dritto ma non bloccato.

3. **Usa la tua mano opposta:** Usa la mano opposta per tirare delicatamente il braccio teso verso il

petto. Evitare di tirare troppo forte; l'allungamento dovrebbe essere delicato e confortevole.

4. **Mantieni l'allungamento**: Mantieni la posizione per 15-30 secondi, avvertendo un allungamento nella parte posteriore della spalla e nella parte superiore del braccio.

5. **Cambiare lato**: Rilasciare l'allungamento e ripetere con il braccio opposto.

6. **Respira profondamente**: Fai respiri lenti e profondi mentre trattieni ogni allungamento per rilassare i muscoli e approfondire l'allungamento.

7. **Ripetere secondo necessità**: puoi eseguire l'allungamento delle spalle più volte nell'arco della giornata, soprattutto se avverti rigidità o fastidio alle spalle.

Suggerimenti per la sicurezza:
- **Evitare movimenti a scatti:** Esegui l'allungamento con movimenti lenti e controllati per evitare sforzi o lesioni.

- **Modifica secondo necessità:** Se hai problemi alla spalla o limitazioni nella gamma di movimento, regola l'allungamento in una posizione comoda o consulta un medico.

- **Ascolta il tuo corpo:** Interrompi l'allungamento se avverti dolore o disagio oltre una leggera sensazione di allungamento.

Incorpora questo allungamento delle spalle nella tua routine quotidiana come parte di un approccio olistico al mantenimento della mobilità e del comfort nella parte superiore del corpo. È un esercizio essenziale nell'ambito del nostro libro, progettato per migliorare il benessere fisico generale e promuovere uno stile di vita più sano nei tuoi anni d'oro.

Allungamento del torace

Per eseguire un allungamento del torace sicuro ed efficace, segui questi passaggi:

1. **Preparare:** Stai in piedi con i piedi alla larghezza dei fianchi o siediti su una sedia con una buona postura, assicurandoti che le spalle siano rilassate e la colonna vertebrale dritta.

2. **Intreccia le dita:** Intreccia le mani dietro la schiena, con i palmi rivolti verso l'interno, oppure

intreccia le dita davanti al corpo all'altezza del petto.

3. **Apri il tuo baule:** Stringi lentamente le scapole e solleva delicatamente le braccia se le stringi dietro la schiena, oppure spingi delicatamente le mani intrecciate in avanti mantenendo le braccia tese. Questa azione aprirà il petto e le spalle.

4. **Mantieni l'allungamento**: mantieni la posizione per 15-30 secondi, avvertendo un leggero allungamento sulla parte anteriore del petto e sulle spalle. Evitare di inarcare eccessivamente la schiena; mantieni la colonna vertebrale neutrale.

5. **Respira profondamente**: Fai respiri profondi e lenti mentre mantieni l'allungamento. Inspira attraverso il naso, espansione petto ed espira lentamente attraverso la bocca per aumentare il rilassamento.

6. **Rilascia e ripeti:** Rilascia lentamente l'allungamento e rilassa le braccia. Ripeti l'allungamento 2-3 volte, regolando leggermente la posizione della mano ogni volta per garantire un allungamento completo.

Suggerimenti per la sicurezza:

- **Evitare allungamenti eccessivi:** Allungare fino al punto di lieve tensione o disagio, ma mai fino al dolore.

- **Mantenere il controllo**: eseguire l'allungamento con movimenti lenti e controllati per evitare sforzi o lesioni.

- **Modifica secondo necessità:** Se hai problemi alla spalla o al collo, regola la posizione delle mani o consulta un operatore sanitario per allungamenti alternativi.

Incorporare questo allungamento del torace nella tua routine regolare può aiutare a migliorare la postura, ridurre la rigidità del torace e delle spalle e migliorare la flessibilità generale della parte superiore del corpo.

Capitolo 3: Allungamenti del corpo

Allungamento dei tendini del ginocchio

Lo stretching dei muscoli posteriori della coscia è un esercizio cruciale per aumentare la flessibilità e migliorare la mobilità della parte inferiore del corpo. Segui questi passaggi per eseguire l'allungamento dei muscoli posteriori della coscia in modo efficace:

1. **Sedersi o stare in piedi comodamente:** Inizia sedendoti sul bordo di una sedia o in piedi con i piedi alla larghezza dei fianchi e le ginocchia leggermente piegate per mantenere la stabilità.

2. **Estendi una gamba in avanti:** Estendi una gamba davanti a te con il tallone a terra e le dita dei piedi rivolte verso l'alto. Tieni la schiena dritta e le spalle rilassate.

3. **Cerniera sui fianchi:** Piegati lentamente in avanti dai fianchi, mantenendo la schiena dritta e

allunga la mano verso il piede esteso. Evita di curvare la schiena.

4. **Senti l'allungamento:** Dovresti sentire un leggero allungamento lungo la parte posteriore della coscia (tendine del ginocchio). Regola l'intensità sporgendoti ulteriormente in avanti o tirando le dita dei piedi verso di te.

5. **Mantieni l'allungamento**: Mantieni la posizione per 15-30 secondi, respirando profondamente e in modo uniforme per tutto il tempo.

6. **Cambiare le gambe**: Rilasciare l'allungamento e passare all'altra gamba, ripetendo gli stessi passaggi.

7. **Ripetere secondo necessità**: eseguire l'allungamento dei muscoli posteriori della coscia 2-3 volte su ciascuna gamba per migliorare la flessibilità e ridurre la tensione nei muscoli posteriori della coscia.

Suggerimenti per la sicurezza:
- **Evitare di rimbalzare:** Esegui l'allungamento con movimenti lenti e controllati. Rimbalzare può sforzare i muscoli e causare lesioni.

- **Modifica secondo necessità**: se hai difficoltà a raggiungere il piede, usa un asciugamano o una fascia attorno al piede per tirarlo delicatamente verso di te.

- **Consulta un professionista:** Se soffri di problemi cronici al ginocchio o alla schiena, consulta un medico o un fisioterapista prima di eseguire esercizi di allungamento dei muscoli posteriori della coscia.

Incorporare l'allungamento dei muscoli posteriori della coscia nella tua routine può aiutare a mantenere e migliorare la flessibilità della parte inferiore del corpo, rendendo le attività quotidiane più confortevoli e divertenti.

Allungamento del polpaccio

L'allungamento del polpaccio è un esercizio benefico per migliorare la flessibilità della parte inferiore delle gambe e migliorare la mobilità. Segui questi passaggi per eseguire l'allungamento del polpaccio in modo efficace:

1. **Trova una superficie stabile:** Mettiti di fronte a un muro o a un oggetto robusto per supporto. Appoggia le mani al muro o tieniti allo schienale di una sedia per mantenere l'equilibrio.

2. **Passo indietro:** Fai un passo indietro con un piede, tenendo entrambi i piedi appoggiati a terra e le dita rivolte in avanti.

3. **Raddrizza la gamba posteriore**: Mantieni la gamba posteriore dritta con il tallone ben piantato a terra.

4. **Appoggiati in avanti**: piegati lentamente in avanti, spostando il peso sulla gamba anteriore mantenendo il tallone posteriore a terra. Dovresti sentire un leggero allungamento nel muscolo del polpaccio.

5. **Mantieni l'allungamento**: Mantieni la posizione per 15-30 secondi, mantenendo un respiro costante.

6. **Cambiare le gambe**: Rilasciare l'allungamento e passare all'altra gamba, ripetendo gli stessi passaggi.

7. **Ripetere secondo necessità:** Esegui l'allungamento del polpaccio 2-3 volte su ciascuna gamba per migliorare la flessibilità e ridurre la tensione nei muscoli del polpaccio.

Suggerimenti per la sicurezza:

- **Evitare di rimbalzare:** Esegui l'allungamento con movimenti lenti e controllati. Il rimbalzo può sforzare i muscoli e aumentare il rischio di lesioni.

- **Modifica secondo necessità:** Se hai difficoltà a mantenere l'equilibrio, esegui l'allungamento stando seduto su una sedia con una gamba estesa alla volta.

- **Consulta un professionista:** Se soffri di un forte dolore al polpaccio o hai una storia di lesioni ai polpacci, consulta un operatore sanitario o un fisioterapista prima di eseguire gli allungamenti dei polpacci.

Incorporare lo stretching dei polpacci nella tua routine regolare può aiutare a mantenere la flessibilità nella parte inferiore delle gambe, migliorare la circolazione e ridurre il disagio associato ai muscoli del polpaccio tesi.

Allungamento dei quadricipiti

L'allungamento del quadricipite è essenziale per migliorare la flessibilità nella parte anteriore della coscia e migliorare la mobilità. Segui questi passaggi per eseguire l'allungamento del quadricipite in modo efficace:

1. **Stai in piedi:** Stare in posizione eretta con i piedi alla larghezza dei fianchi e mantenere una buona postura con le spalle rilassate e la colonna vertebrale dritta.

2. **Aggrappati al supporto**: utilizzare una parete o una sedia robusta come supporto, se necessario, per mantenere l'equilibrio.

3. **Piegare un ginocchio:** Piega il ginocchio destro e solleva il piede destro verso i glutei, afferrando la caviglia o la parte superiore del piede con la mano destra.

4. **Tieni le ginocchia unite:** Tieni le ginocchia vicine. Evita di lasciare che il ginocchio si muova in avanti; invece, spingi delicatamente l'anca leggermente in avanti per approfondire l'allungamento.

5. **Senti l'allungamento**: dovresti sentire un leggero allungamento lungo la parte anteriore della coscia e dell'anca. Mantieni la posizione per 15-30 secondi.

6. **Mantenere la respirazione:** Respira profondamente e in modo costante durante l'allungamento per rilassare i muscoli.

7. **Cambiare le gambe:** Rilascia l'allungamento e passa alla gamba sinistra, ripetendo gli stessi passaggi.

8. **Ripetere secondo necessità:** Esegui l'allungamento del quadricipite 2-3 volte su ciascuna gamba per migliorare la flessibilità e ridurre la rigidità dei muscoli quadricipiti.

Suggerimenti per la sicurezza:

- **Evita di sovrastare la schiena**: Mantieni la parte bassa della schiena in posizione neutra ed evita di inarcarla eccessivamente durante l'allungamento.

- **Utilizza il supporto secondo necessità:** Se l'equilibrio è difficile, aggrappati a una sedia o al muro per supporto.

- **Modifica secondo necessità:** Se hai difficoltà a raggiungere il piede, usa una cinghia o un asciugamano avvolto attorno alla caviglia per tirarlo delicatamente verso i glutei.

- **Consulta un professionista:** Se hai problemi al ginocchio o all'anca, consulta un medico o un fisioterapista prima di eseguire allungamenti del quadricipite.

Aggiungere l'allungamento dei quadricipiti alla tua routine può aiutare a mantenere la flessibilità delle cosce, migliorare la mobilità della parte inferiore del corpo e migliorare il comfort generale durante le attività quotidiane.

Capitolo 4: Allungamenti di tutto il corpo

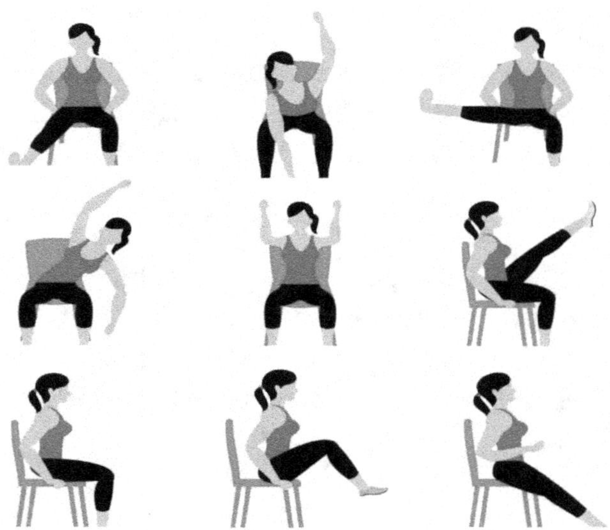

Piegamento in avanti da seduti

Il piegamento in avanti da seduti è un allungamento efficace per migliorare la flessibilità dei muscoli posteriori della coscia, della parte bassa della schiena e della colonna vertebrale. È particolarmente adatto agli anziani poiché può essere eseguito comodamente seduti. Segui questi passaggi per eseguire il piegamento in avanti da seduto in modo sicuro ed efficace:

1. **Siediti comodamente**: Sedersi sul bordo di una sedia robusta con i piedi appoggiati sul pavimento, alla larghezza dei fianchi. Assicurati che la schiena sia dritta e le spalle rilassate.

2. **Allunga le gambe**: Se possibile, distendi le gambe davanti a te con i talloni sul pavimento e le punte dei piedi rivolte verso l'alto. Se questo ti crea disagio, puoi tenere le ginocchia leggermente piegate.

3. **Inspira e allunga la colonna vertebrale**: Fai un respiro profondo e allunga la colonna vertebrale, sedendoti in posizione eretta.

4. **Espira e inclinati in avanti**: Mentre espiri, fai perno delicatamente sui fianchi e piegati in avanti. Raggiungi i piedi con le mani, mantenendo la schiena dritta. Evita di curvare la schiena.

5. **Vai il più lontano possibile:** Raggiungi il punto più comodo senza sforzarti. Dovresti sentire un leggero allungamento lungo i muscoli posteriori della coscia e la parte bassa della schiena. Se non riesci a raggiungere i piedi, metti le mani sugli stinchi o sulle ginocchia.

6. **Mantieni l'allungamento:** Mantieni la posizione per 15-30 secondi, respirando profondamente e in modo costante.

7. **Ritorna all'inizio:** Rialzati lentamente in posizione seduta mentre inspiri, mantenendo la colonna vertebrale dritta mentre sollevi.

8. **Ripetere secondo necessità:** esegui il piegamento in avanti da seduto 2-3 volte per migliorare la flessibilità e ridurre la tensione nella schiena e nelle gambe.

Suggerimenti per la sicurezza:

- **Evitare di sforzare:** Allungare solo fino al punto di lieve tensione o disagio. Non spingere mai fino al punto di provare dolore.

- **Mantenere la forma corretta:** Tieni la schiena dritta e fai perno sui fianchi per evitare di sforzare la parte bassa della schiena.

- **Modifica secondo necessità:** Se hai i muscoli posteriori della coscia o problemi alla parte bassa della schiena, tieni le ginocchia leggermente piegate per ridurre lo sforzo.

- **Usa oggetti di scena:** Se è difficile raggiungere i piedi, usa un asciugamano o una cinghia da yoga avvolta attorno ai piedi per facilitare l'allungamento.

- **Consulta un professionista:** Se soffri di mal di schiena cronico o di problemi alla colonna vertebrale, consulta un operatore sanitario o un fisioterapista prima di eseguire i piegamenti in avanti.

Incorporare il piegamento in avanti da seduti nella tua routine regolare può aiutare a migliorare la flessibilità dei muscoli posteriori della coscia e della parte bassa della schiena, migliorare la mobilità della colonna vertebrale e promuovere il comfort e il benessere generale.

Stretching gatto-mucca

Lo stretching Cat-Cow è un esercizio eccellente per gli anziani per migliorare la flessibilità e la mobilità della colonna vertebrale, nonché per alleviare la tensione nella schiena e nel collo. Questo movimento delicato e fluido può essere eseguito sul pavimento o su un letto. Segui questi passaggi per un allungamento Cat-Cow sicuro ed efficace:

1. **Posizione iniziale:** Inizia su mani e ginocchia in una posizione da tavolo. Assicurati che i polsi siano direttamente sotto le spalle e che le ginocchia siano sotto i fianchi. Tieni la schiena piatta e la testa in una posizione neutra, guardando il pavimento.

2. **Posa del gatto:**
   - **Espira:** Ruota lentamente la colonna vertebrale verso il soffitto, piegando il coccige e il mento verso il petto. Lascia cadere la testa, allungando la parte posteriore del collo.
   - **Aspetta un momento:** Senti l'allungamento attraverso la schiena.

3. **Posa della mucca:**
   - **Inalare:** Inarcare la schiena, lasciando che la pancia si abbassi verso il pavimento. Solleva la testa e il coccige verso il soffitto, guardando leggermente verso l'alto senza sforzare il collo.
   - **Aspetta un momento:** Senti l'allungamento attraverso l'addome e il torace.

4. **Flusso tra le pose:** Continua a fluire tra le pose del Gatto e della Mucca, sincronizzando il respiro

con i movimenti. Espira mentre ti sposti nella posa del gatto e inspira mentre ti sposti nella posa della mucca.

5. **Ripeti la sequenza**: Esegui l'allungamento Gatto-Mucca per 1-2 minuti, muovendoti in modo fluido e delicato tra ciascuna posizione.

Suggerimenti per la sicurezza:
- **Muoviti lentamente:** Esegui ogni movimento lentamente e con controllo per evitare di sforzare la schiena o il collo.

- **Respira profondamente**: sincronizza il respiro con i movimenti per massimizzare i benefici dello stretching.

- **Modifica secondo necessità:** Se soffri di dolore al polso, prova a eseguire l'allungamento sui pugni o sugli avambracci anziché sui palmi delle mani. In alternativa, puoi eseguire una versione seduta di Cat-Cow su una sedia.

- **Ascolta il tuo corpo**: Muoviti solo entro un range di movimento che ti faccia sentire a tuo agio e senza dolore. Se avverti qualche disagio, fermati e consulta un operatore sanitario.

Aggiungere l'allungamento Cat-Cow alla tua routine può migliorare la flessibilità della colonna vertebrale, aumentare la mobilità e ridurre la tensione nella schiena e nel collo. Questo esercizio delicato è particolarmente vantaggioso per gli anziani, poiché promuove la salute e il benessere generale della colonna vertebrale.

Capitolo 5: Routine di stretching

Routine mattutina

Iniziare la giornata con una routine di stretching mattutino può dare un tono positivo per il resto della giornata. Per gli anziani, una routine mattutina incentrata su esercizi di stretching delicati può aumentare la flessibilità, migliorare la circolazione e ridurre la rigidità. Ecco una routine di stretching mattutina suggerita per aiutarti a svegliare il tuo corpo e prepararti per la giornata:

1. **Allungamento del collo:**
   - **Posizione iniziale:** Siediti o stai in piedi, con le spalle rilassate.
   - **Stirata:** Inclina lentamente la testa da un lato, portando l'orecchio verso la spalla. Mantieni la posizione per 15-30 secondi, quindi cambia lato.
   - **Beneficio**: Allevia la tensione del collo e delle spalle.

2. **Allungamento delle spalle:**
   - **Posizione iniziale:** Stai in piedi o seduto con la colonna vertebrale dritta.
   - **Stirata**: allunga un braccio lungo il corpo e usa la mano opposta per tirare delicatamente il braccio verso il petto. Mantieni la posizione per 15-30 secondi, quindi cambia lato.
   - **Beneficio:** Migliora la flessibilità e riduce la rigidità delle spalle.

3. **Allungamento del torace:**
   - **Posizione iniziale:** Stai in piedi o seduto in posizione eretta con le mani intrecciate dietro la schiena.
   - **Stirata**: solleva lentamente le braccia e stringi delicatamente le scapole, aprendo il petto. Mantieni la posizione per 15-30 secondi.
   - **Beneficio**: Migliora la postura e allevia la tensione del petto e delle spalle.

4. **Piegamento in avanti da seduti**:
   - **Posizione iniziale**: Sedersi sul bordo di una sedia con i piedi appoggiati sul pavimento.
   - **Stirata**: allunga le gambe davanti a te e fai perno sui fianchi per inclinarti in

avanti, raggiungendo i piedi. Mantieni la posizione per 15-30 secondi.

- o **Beneficio:** Allunga i muscoli posteriori della coscia e la parte bassa della schiena, migliorando la flessibilità.

5. **Stretching gatto-mucca:**
   - o **Posizione iniziale:** Inizia su mani e ginocchia in una posizione da tavolo.
   - o **Posa del gatto:** Espira e ruota la colonna vertebrale verso il soffitto, portando il mento sul petto.
   - o **Posa della mucca**: Inspira e inarca la schiena, sollevando la testa e il coccige verso il soffitto.
   - o **Ripetere**: Flusso tra le pose del gatto e della mucca per 1-2 minuti.
   - o **Beneficio**: Aumenta la flessibilità della colonna vertebrale e allevia la tensione della schiena.

6. **Allungamento del quadricipite:**
   - o **Posizione iniziale:** Stai in piedi, usando un muro o una sedia come supporto.
   - o **Stirata**: Piegare un ginocchio e portare il tallone verso i glutei, tenendo la caviglia con la mano. Tieni le ginocchia vicine.

Tenere premuto per 15-30 secondi, **quindi cambiare lato.**

- o **Beneficio**: Allunga la parte anteriore della coscia, migliorando la flessibilità della parte inferiore del corpo.

7. **Allungamento del polpaccio:**
   - o **Posizione iniziale:** Mettiti di fronte a un muro con le mani appoggiate sul muro per supporto.
   - o **Stirata:** Fai un passo indietro e premi il tallone a terra mentre pieghi il ginocchio anteriore. Mantieni la posizione per 15-30 secondi, quindi cambia lato.
   - o **Beneficio**: Migliora la flessibilità dei muscoli del polpaccio e migliora la circolazione della parte inferiore delle gambe.

8. **Allungamento del tendine del ginocchio:**
   - o **Posizione iniziale**: Sedersi sul bordo di una sedia con una gamba tesa verso l'esterno.
   - o **Stirata**: inclinati in avanti partendo dai fianchi, raggiungendo le punte dei piedi mantenendo la schiena dritta. Mantieni la posizione per 15-30 secondi, quindi cambia lato.

- ○ **Beneficio:** Migliora la flessibilità dei muscoli posteriori della coscia e riduce la rigidità della parte bassa della schiena.

Suggerimenti per la sicurezza:
- **Muoviti delicatamente**: eseguire ogni allungamento con movimenti lenti e controllati per evitare infortuni.

- **Respira profondamente:** Respira profondamente e in modo costante durante ogni allungamento per rilassare i muscoli.

- **Modifica secondo necessità:** Regola ogni allungamento in base al tuo livello di comfort e utilizza il supporto se necessario.

- **Ascolta il tuo corpo**: interrompere qualsiasi allungamento che provoca dolore e consultare un operatore sanitario se necessario.

Incorporare questa routine mattutina nel tuo programma quotidiano può aiutarti a iniziare la giornata sentendoti più flessibile, energico e pronto per le attività future.

Routine serale

Concludere la giornata con una routine di stretching serale può aiutare a rilassare i muscoli, ridurre la tensione e favorire un sonno migliore. Per gli anziani, una dolce routine di stretching serale può anche migliorare la flessibilità e la mobilità generale. Ecco una routine di stretching serale suggerita per aiutarti a rilassarti e prepararti per una notte riposante:

1. **Allungamento del collo:**
   - **Posizione iniziale:** Siediti o stai in piedi, con le spalle rilassate.
   - **Stirata**: Inclina lentamente la testa da un lato, portando l'orecchio verso la spalla. Mantieni la posizione per 15-30 secondi, quindi cambia lato.
   - **Beneficio**: Allevia la tensione del collo e delle spalle accumulata durante la giornata.

2. **Rotolo delle spalle:**
   - **Posizione iniziale:** Siediti o stai in piedi con la colonna vertebrale dritta.
   - **Movimento:** Ruota le spalle in avanti con un movimento circolare per 10-15 secondi, quindi ruotale all'indietro per altri 10-15 secondi.

- o **Beneficio:** Scioglie i muscoli tesi delle spalle e migliora la circolazione.

3. **Allungamento del torace:**
   - o **Posizione iniziale**: Stai in piedi o seduto in posizione eretta con le mani intrecciate dietro la schiena.
   - o **Stirata**: solleva lentamente le braccia e stringi delicatamente le scapole, aprendo il petto. Mantieni la posizione per 15-30 secondi.
   - o **Beneficio:** Apre il torace e aiuta a contrastare una cattiva postura.\

4. **Piegamento in avanti da seduti:**
   - o **Posizione iniziale:** Siediti sul bordo di una sedia con i piedi appoggiati sul pavimento.
   - o **Stirata**: allunga le gambe davanti a te e fai perno sui fianchi per inclinarti in avanti, raggiungendo i piedi. Mantieni la posizione per 15-30 secondi.
   - o **Beneficio:** Allunga i muscoli posteriori della coscia e la parte bassa della schiena, allentando la tensione.

5. **Stretching gatto-mucca:**
   - **Posizione iniziale**: Inizia su mani e ginocchia in una posizione da tavolo.
   - **Posa del gatto**: Espira e ruota la colonna vertebrale verso il soffitto, portando il mento al petto.
   - **Posa della mucca:** Inspira e inarca la schiena, sollevando la testa e il coccige verso il soffitto.
   - **Ripetere:** Flusso tra il gatto e la mucca in posa per 1-2 minuti.
   - **Beneficio:** Promuove la flessibilità della colonna vertebrale e allevia la tensione della schiena.

6. **Allungamento dei flessori dell'anca:**
   - **Posizione iniziale**: stare in piedi o inginocchiarsi su un ginocchio, con l'altro piede davanti, creando un angolo di 90 gradi con entrambe le gambe.
   - **Stirata:** Spingi delicatamente i fianchi in avanti mantenendo la schiena dritta. Mantieni la posizione per 15-30 secondi, quindi cambia lato.
   - **Beneficio**: Allunga i flessori dell'anca e aiuta a ridurre la tensione nella parte bassa della schiena.

7. **Allungamento del quadricipite:**
   - **Posizione iniziale:** Stai in piedi, usando un muro o una sedia come supporto.
   - **Stirata:** Piega un ginocchio e porta il tallone verso i glutei, tenendo la caviglia con la mano. Tieni le ginocchia vicine. Mantieni la posizione per 15-30 secondi, quindi cambia lato.
   - **Beneficio**: Distende la parte anteriore della coscia, favorendo il rilassamento della parte inferiore del corpo.

8. **Allungamento del polpaccio:**
   - **Posizione iniziale:** Mettiti di fronte a un muro con le mani appoggiate sul muro per supporto.
   - **Stirata**: fai un passo indietro e premi il tallone a terra mentre pieghi il ginocchio anteriore. Mantieni la posizione per 15-30 secondi, quindi cambia lato.
   - **Beneficio:** Allevia la tensione dei muscoli del polpaccio e migliora la circolazione nella parte inferiore delle gambe.

9. **Allungamento del tendine del ginocchio:**
   - **Posizione iniziale**: Sedersi sul bordo di una sedia con una gamba tesa verso l'esterno.

- Stirata: Inclinati in avanti dai fianchi, raggiungendo le dita dei piedi mantenendo la schiena dritta. Mantieni la posizione per 15-30 secondi, quindi cambia lato.
- **Beneficio:** Migliora la flessibilità dei muscoli posteriori della coscia e riduce la rigidità della parte bassa della schiena.

10. Posa del bambino:

- **Posizione iniziale:** Inginocchiati sul pavimento con gli alluci che si toccano e le ginocchia divaricate.
- **Stirata:** Siediti sui talloni e allunga le braccia in avanti, abbassando il petto verso il pavimento. Mantieni la posizione da 30 secondi a 1 minuto.
- **Beneficio:** Allevia la tensione della schiena, dei fianchi e delle spalle, favorendo il rilassamento.

Suggerimenti per la sicurezza:

- **Muoviti delicatamente:** Esegui ogni allungamento con movimenti lenti e controllati per evitare infortuni.
- **Respira profondamente:** Respira profondamente e in modo costante durante ogni allungamento per rilassare i muscoli.

- **Modifica secondo necessità:** Regola ogni allungamento in base al tuo livello di comfort e utilizza il supporto se necessario.
- Ascolta il tuo corpo: interrompi qualsiasi allungamento che provoca dolore e consulta un operatore sanitario se necessario.

Includere questa routine serale nel tuo programma quotidiano può aiutarti a rilassarti, ridurre la tensione muscolare e preparare il tuo corpo per un sonno ristoratore.

Routine basata sulla sedia

Una routine di stretching sulla sedia è perfetta per gli anziani che potrebbero avere problemi di mobilità o che preferiscono un'opzione di esercizio seduto. Questa routine si concentra sul miglioramento della flessibilità, sulla riduzione della rigidità e sul miglioramento della mobilità generale utilizzando una sedia robusta come supporto.

1. **Allungamento del collo:**
   - **Posizione iniziale:** Siediti su una sedia con i piedi appoggiati sul pavimento e le spalle rilassate.
   - **Stirata:** Inclina lentamente la testa da un lato, portando l'orecchio verso la spalla.

Mantieni la posizione per 15-30 secondi, quindi cambia lato.

  o **Beneficio**: Allevia la tensione del collo e delle spalle.

2. **Allungamento della spalla:**

  o **Posizione iniziale**: Sedersi con la colonna vertebrale dritta e i piedi appoggiati sul pavimento.

  o **Stirata:** Allunga un braccio lungo il corpo e usa la mano opposta per tirare delicatamente il braccio verso il petto. Mantieni la posizione per 15-30 secondi, quindi cambia lato.

  o **Beneficio:** Migliora la flessibilità e riduce la rigidità delle spalle.

3. **Allungamento del torace:**

  o **Posizione iniziale:** Siediti in posizione eretta con le mani intrecciate dietro la schiena.

  o **Stirata**: solleva lentamente le braccia e stringi delicatamente le scapole, aprendo il petto. Mantieni la posizione per 15-30 secondi.

  o **Beneficio**: Migliora la postura e allevia la tensione del petto e delle spalle.

4. **Piegamento in avanti da seduti:**
   - **Posizione iniziale:** Siediti sul bordo della sedia con i piedi appoggiati sul pavimento.
   - **Stirata:** Estendi le gambe davanti a te e fai perno sui fianchi per inclinarti in avanti, raggiungendo i tuoi piedi. Mantieni la posizione per 15-30 secondi.
   - **Beneficio:** Allunga i muscoli posteriori della coscia e la parte bassa della schiena, migliorando la flessibilità.

5. **Stretching gatto-mucca seduto:**
   - **Posizione iniziale:** Siediti sul bordo della sedia con i piedi appoggiati sul pavimento.
   - **Posa del gatto:** Espira e ruota la colonna vertebrale, portando il mento al petto.
   - **Posa della mucca:** Inspira e inarca la schiena, sollevando la testa e il petto.
   - **Ripetere:** Flusso tra le pose del gatto e della mucca per 1-2 minuti.
   - **Beneficio:** Promuove la flessibilità della colonna vertebrale e allevia la tensione della schiena.

6. **Stretching dei flessori dell'anca da seduti:**
   - **Posizione iniziale**: Sedersi sul bordo della sedia con i piedi appoggiati sul pavimento.
   - **Stirata**: Muovi una gamba indietro, permettendo al ginocchio di piegarsi e al piede di rimanere piatto sul pavimento, mentre l'altra gamba rimane piegata con un angolo di 90 gradi. Mantieni la posizione per 15-30 secondi, quindi cambia lato.
   - **Beneficio:** Allunga i flessori dell'anca e riduce la tensione nella parte bassa della schiena.

7. **Stretching dei quadricipiti da seduti:**
   - **Posizione iniziale**: Sedersi lateralmente sulla sedia con una gamba piegata e l'altra gamba distesa all'indietro.
   - **Stirata**: Tieni lo schienale della sedia come supporto e tira delicatamente la caviglia della gamba estesa verso i glutei. Mantieni la posizione per 15-30 secondi, quindi cambia lato.
   - **Beneficio:** Distende la parte anteriore della coscia, favorendo il rilassamento della parte inferiore del corpo.

8. **Allungamento del polpaccio seduto:**
   - o **Posizione iniziale:** Siediti sul bordo della sedia con i piedi appoggiati sul pavimento.
   - o **Stirata**: Estendi una gamba e posiziona il tallone sul pavimento con le dita rivolte verso l'alto. Piegati leggermente in avanti per approfondire l'allungamento. Mantieni la posizione per 15-30 secondi, quindi cambia lato.
   - o **Beneficio**: Allevia la tensione dei muscoli del polpaccio e migliora la circolazione della parte inferiore delle gambe.

9. **Allungamento dei tendini del ginocchio da seduti:**
   - o **Posizione iniziale**: Sedersi sul bordo della sedia con una gamba tesa verso l'esterno.
   - o **Stirata:** Inclinati in avanti dai fianchi, raggiungendo le dita dei piedi mantenendo la schiena dritta. Mantieni la posizione per 15-30 secondi, quindi cambia lato.
   - o **Beneficio:** Migliora la flessibilità dei muscoli posteriori della coscia e riduce la rigidità della parte bassa della schiena.

10. Allungamento laterale da seduti:
  - **Posizione iniziale:** Sedersi in posizione eretta con i piedi appoggiati sul pavimento.
  - **Stirata:** Estendi un braccio sopra la testa e inclinati delicatamente verso il lato opposto, sentendo l'allungamento lungo il fianco. Mantieni la posizione per 15-30 secondi, quindi cambia lato.
  - **Beneficio**: Allunga i lati del busto, migliorando la flessibilità e alleviando la tensione.

Suggerimenti per la sicurezza:
- **Muoviti delicatamente**: eseguire ogni allungamento con movimenti lenti e controllati per evitare infortuni.
- **Respira profondamente:** Respira profondamente e in modo costante durante ogni allungamento per rilassare i muscoli.
- **Modifica secondo necessità**: adatta ogni allungamento al tuo livello di comfort e utilizza il supporto se necessario.
- Ascolta il tuo corpo: interrompi qualsiasi allungamento che provoca dolore e consulta un operatore sanitario se necessario.

Incorporare questa routine basata sulla sedia nel tuo programma quotidiano può aiutarti a migliorare la flessibilità, ridurre la rigidità muscolare e migliorare il comfort e il benessere generale.

Capitolo 6: Suggerimenti aggiuntivi

Incorporare lo stretching nella vita quotidiana

Incorporare lo stretching nella vita quotidiana è essenziale per mantenere la flessibilità, ridurre la rigidità e promuovere il benessere generale, soprattutto per gli anziani. Rendendo lo stretching una parte regolare della tua routine, puoi migliorare la tua mobilità, migliorare la tua postura e ridurre il rischio di infortuni. Ecco alcuni modi pratici per integrare lo stretching nelle tue attività quotidiane:

1. **Routine mattutina:**
    - **Inizia bene la giornata:** Inizia ogni giornata con una delicata routine di stretching mattutino per risvegliare i muscoli e le articolazioni. Semplici allungamenti come gli allungamenti del collo, le rotazioni delle spalle e i piegamenti in avanti da seduti possono

aiutarti a sentirti più flessibile ed energico.

- ○ **La coerenza è fondamentale:** Prendi l'abitudine di dedicare 5-10 minuti allo stretching ogni mattina. Questo dà un tono positivo per il resto della giornata.

2. **Pause di lavoro:**
- ○ **Micro-interruzioni:** Fai delle brevi pause durante il lavoro o le attività quotidiane per alzarti e fare stretching. Ciò è particolarmente importante se trascorri lunghi periodi seduto.
- ○ **Fai stretching alla tua scrivania:** Incorpora allungamenti da seduti come allungamenti da gatto-mucca da seduti, allungamenti laterali da seduti e rotolamenti per le caviglie mentre lavori alla scrivania.

3. **Orario televisivo:**
- ○ **Fai stretching mentre guardi la TV:** utilizza le pause pubblicitarie o i tempi di inattività mentre guardi la TV per eseguire alcuni esercizi di stretching. Ciò può includere allungamenti dei tendini del ginocchio da seduti, allungamenti dei

polpacci da seduti o delicate torsioni della colonna vertebrale.

- o **Multitasking**: Tieni a portata di mano un tappetino da yoga o una sedia comoda per allungarti mentre ti godi i tuoi programmi preferiti.

4. **Routine serale:**

- o **Rilassarsi**: Concludi la giornata con una rilassante routine di stretching serale. Incorpora allungamenti come il piegamento in avanti da seduti, lo stretching gatto-mucca e la posa del bambino per aiutare il corpo a rilassarsi e prepararsi al sonno.
- o Promuovere il rilassamento: delicati esercizi di stretching serali possono anche aiutare a ridurre la tensione e favorire un sonno notturno più riposante.

5. **Incorpora nelle attività quotidiane:**

- o **Allungare durante la cottura**: Usa il tempo trascorso aspettando che l'acqua bolle o il cibo cucini come un'opportunità per fare qualche allungamento. Ad esempio, esegui allungamenti del polpaccio o allungamenti dei flessori dell'anca.

- ○ **Faccende domestiche:** Integra gli allungamenti nelle faccende domestiche. Ad esempio, dopo aver passato l'aspirapolvere o spazzato, esegui un allungamento del quadricipite in piedi o un allungamento del torace.

6. **Usa la tecnologia:**
   - ○ **Promemoria:** Imposta promemoria sul telefono o utilizza un'app di stretching per chiederti di fare stretching durante il giorno.
   - ○ **Segui le guide online:** Utilizza video o guide online che offrono routine di stretching su misura per gli anziani per mantenere la tua routine varia e coinvolgente.

7. **Stretching sociale:**
   - ○ **Attività di gruppo:** Partecipa a un corso di stretching o a un gruppo di yoga per anziani. L'aspetto sociale può rendere lo stretching più piacevole e mantenerti motivato.
   - ○ Fai stretching con un amico: invita un amico o un familiare a fare stretching con te. Questo può essere un modo divertente

per rimanere impegnato nella tua routine di stretching.

8. **Adatta gli allungamenti alle tue esigenze:**
   - **Personalizza**: personalizza la tua routine di stretching in base alle tue esigenze e limitazioni individuali. Concentrati sulle aree in cui avverti maggiore tensione o rigidità.
   - **Ascolta il tuo corpo:** Presta attenzione ai segnali del tuo corpo e regola i tuoi allungamenti di conseguenza. Non spingerti mai fino al punto di provare dolore.

Suggerimenti per la sicurezza:
- **Muoviti delicatamente:** Esegui ogni allungamento con movimenti lenti e controllati per evitare infortuni.
- **Respira profondamente:** Respira profondamente e in modo costante durante ogni allungamento per rilassare i muscoli.
- **Modifica secondo necessità:** Regola ogni allungamento in base al tuo livello di comfort e utilizza il supporto se necessario.
- **Consulta un professionista:** Se hai problemi di salute o condizioni croniche, consulta un

operatore sanitario o un fisioterapista prima di iniziare una nuova routine di stretching.

Integrare lo stretching nella tua vita quotidiana può migliorare significativamente la tua flessibilità, mobilità e qualità generale della vita. Con questi consigli pratici potrai facilmente rendere lo stretching una parte regolare e piacevole della tua routine quotidiana.

Rimanere coerenti

Mantenere la coerenza nella routine di stretching è fondamentale per ottenere i benefici a lungo termine di migliore flessibilità, ridotta rigidità e benessere generale. Per gli anziani, sviluppare e attenersi a un regime regolare di stretching può migliorare la qualità della vita e aiutarti a rimanere attivo e indipendente. Ecco alcune strategie per aiutarti a rimanere costante con i tuoi esercizi di stretching:

1. **Stabilisci obiettivi realistici:**
   - **Inizia in piccolo**: Inizia con sessioni brevi e gestibili di 5-10 minuti ogni giorno e aumenta gradualmente la durata man mano che ti senti più a tuo agio.
   - **Sii specifico**: Stabilisci obiettivi chiari e raggiungibili, come fare stretching per 10

minuti ogni mattina o incorporare tre pause di stretching nella tua giornata.

2. **Crea una routine:**
    o **Stessa ora, stesso posto:** Stabilisci orari specifici della giornata per lo stretching, ad esempio la mattina presto e prima di andare a letto. Avere un programma coerente aiuta a stabilire un'abitudine.
    o **Usa segnali:** Associa lo stretching alle attività quotidiane, come lo stretching dopo aver lavato i denti o durante gli spot televisivi, per creare un promemoria naturale

.

3. **Tieni traccia dei tuoi progressi:**
    o **Tieni un diario:** Registra le tue attività di stretching in un diario per monitorare i tuoi progressi e rimanere motivato.
    o **Festeggia le pietre miliari:** Riconoscere e celebrare piccoli risultati, come una maggiore flessibilità o il completamento di un'intera settimana di stretching.

4. **Rimani motivato:**
    o **Routine piacevole:** Scegli gli esercizi di stretching che ti piacciono e che ti fanno

sentire bene. Questo ti renderà più propenso a restare fedele alla tua routine.

- **Coinvolgi gli altri:** Fai stretching con un amico, un familiare o partecipa a una lezione. L'interazione sociale può rendere l'attività più piacevole e responsabilizzarti.

5. **Usa la tecnologia:**

- **Imposta promemoria:** Usa il tuo telefono o un'app di stretching per impostare promemoria e avvisi che ti invitano a fare stretching.

- **Segui i programmi online**: partecipa a programmi o video di stretching online pensati per gli anziani per mantenere la tua routine varia e interessante.

6. **Adattati al tuo stile di vita:**

- **Sii flessibile:** Se perdi una sessione, non scoraggiarti. Riprendi semplicemente la tua routine il prima possibile.

- **Integrarsi nella vita quotidiana**: Incorpora lo stretching nelle attività quotidiane, ad esempio mentre aspetti che il bollitore raggiunga l'ebollizione o dopo il giardinaggio.

7. **Prenditi cura del tuo corpo:**
   - **Ascolta il tuo corpo**: Presta attenzione a come si sente il tuo corpo durante e dopo lo stretching. Regola l'intensità e la durata in base al tuo livello di comfort.
   - Riposa quando necessario: se avverti dolore o disagio eccessivo, fai una pausa e lascia riposare il corpo.

8. **Cercare una guida professionale:**
   - **Consulta gli esperti:** Se non sei sicuro della tua tecnica o routine di stretching, chiedi consiglio a un fisioterapista o a un professionista del fitness.
   - **Check-in regolari:** Rivedi periodicamente i tuoi progressi e la tua routine con un professionista per assicurarti di essere sulla strada giusta.

Suggerimenti pratici per la coerenza:
- **Promemoria visivi**: posiziona appunti o segnali visivi in giro per casa per ricordarti di fare stretching.
- **Ambiente confortevole**: Creare uno spazio dedicato e confortevole per lo stretching con un tappetino e tutti gli accessori necessari.

- **Rinforzo positivo**: premiati per essere coerente, che si tratti di un piccolo regalo o di un'attività rilassante che ti piace.

Incorporando queste strategie, puoi sviluppare una routine di stretching coerente ed efficace che si adatta perfettamente alla tua vita quotidiana. Lo stretching regolare ti aiuterà a mantenere la flessibilità, a ridurre la rigidità e a migliorare la tua salute e il tuo benessere generale, permettendoti di rimanere attivo e indipendente per gli anni a venire.

Combinare lo stretching con altri esercizi

Integrare lo stretching con altre forme di esercizio può creare una routine di fitness a tutto tondo che migliora la salute generale, la flessibilità e la forza. Per gli anziani, combinare lo stretching con esercizi aerobici, di forza e di equilibrio può ottimizzare la forma fisica e migliorare il funzionamento quotidiano. Ecco come incorporare efficacemente lo stretching in un regime di esercizi completo:

1. **Prima dell'esercizio: stretching dinamico**

   o **Routine di riscaldamento:** Inizia con allungamenti dinamici che preparano delicatamente i muscoli per un'attività più intensa. Lo stretching dinamico prevede movimenti controllati che aumentano gradualmente la gamma di movimento.

- ○ **Esempi:** I movimenti delle braccia, le oscillazioni delle gambe e gli affondi camminando possono aiutare ad aumentare il flusso sanguigno e migliorare la flessibilità.

2. **Durante l'esercizio: stretching attivo**
   - ○ **Incorporare lo stretching:** Includi lo stretching attivo nel tuo allenamento. Ad esempio, dopo una serie di esercizi di forza, esegui un allungamento correlato per mantenere i muscoli flessibili e ridurre la rigidità.
   - ○ **Esempi:** Dopo una serie di squat, esegui un allungamento del quadricipite; dopo gli esercizi per la parte superiore del corpo, allungare il petto e le spalle.

3. **Dopo l'esercizio: stretching statico**
   - ○ **Routine di raffreddamento:** Concludi l'allenamento con uno stretching statico per rilassare i muscoli e migliorare la flessibilità. Lo stretching statico prevede

il mantenimento di un allungamento per 15-30 secondi senza movimento.

- **Esempi:** Gli allungamenti dei tendini del ginocchio, degli allungamenti dei polpacci e i piegamenti in avanti da seduti possono aiutare a ridurre la tensione muscolare e favorire il recupero.

4. **Combinazione con esercizio aerobico**

- **Camminare o fare jogging:** Inizia con un riscaldamento che include stretching dinamico. Dopo la sessione aerobica, esegui degli allungamenti statici per rilassare i muscoli e prevenire la rigidità.
- **Routine di esempio:** Inizia con oscillazioni delle gambe e cerchi con le braccia prima di camminare. Dopo la camminata, esegui allungamenti per i polpacci, allungamenti per i muscoli posteriori della coscia e un piegamento in avanti da seduto.

5. **Combinazione con l'allenamento della forza**

- **Pre-allenamento:** Riscaldati con allungamenti dinamici mirati ai gruppi muscolari su cui lavorerai.

- **Intra-allenamento:** Esegui allungamenti attivi tra le serie per mantenere la flessibilità.

- **Post-allenamento:** Termina con allungamenti statici per migliorare il recupero muscolare e la flessibilità.

- **Routine di esempio**: riscaldarsi con affondi camminando e oscillazioni delle braccia. Tra una serie e l'altra di sollevamento pesi, esegui degli allungamenti per le spalle. Dopo la sessione, allunga il petto, i quadricipiti e i muscoli posteriori della coscia.

6. **Combinazione con esercizi di equilibrio**

   - **Yoga e Tai Chi:** Sia lo yoga che il Tai Chi integrano lo stretching con esercizi di equilibrio e forza, promuovendo flessibilità, stabilità e rilassamento.

   - **Pratica quotidiana:** Incorpora sessioni di yoga o Tai Chi nella tua routine settimanale per un approccio olistico al fitness.

   - **Routine di esempio:** Includi posizioni yoga come il cane a testa in giù, la posa del guerriero e gli allungamenti del gatto-mucca per migliorare la flessibilità e l'equilibrio.

Suggerimenti pratici per l'integrazione:

- **Pianifica la tua routine:** Pianifica orari specifici per lo stretching all'interno del tuo piano di allenamento. Ciò aiuta a garantire di includere costantemente lo stretching nel tuo regime di fitness.

- **Approccio equilibrato:** Puntare a una routine equilibrata che includa un mix di esercizi di stretching, aerobici, di forza e di equilibrio per coprire tutti gli aspetti della forma fisica.

- **Regola l'intensità:** Modifica l'intensità e la durata dello stretching in base al tipo e all'intensità degli altri esercizi che stai eseguendo.

- **Rimani idratato:** Bevi molta acqua prima, durante e dopo l'allenamento per mantenere i muscoli idratati e ridurre il rischio di crampi.
- **Ascolta il tuo corpo:** Presta attenzione a come il tuo corpo risponde agli esercizi combinati. Modifica la tua routine secondo necessità per evitare sforzi eccessivi e infortuni.

Suggerimenti per la sicurezza:

- **Riscaldarsi correttamente**: Inizia sempre con un riscaldamento per preparare i muscoli ad un'attività più intensa e ridurre il rischio di infortuni.

- **Concentrati sulla forma**: Utilizzare la forma corretta per tutti gli allungamenti e gli esercizi per massimizzare i benefici e ridurre al minimo il rischio di infortuni.

- **Evitare allungamenti eccessivi:** Allungare fino al punto di lieve tensione, senza dolore. Lo stretching eccessivo può portare a stiramenti muscolari o lesioni.

- **Consulta un professionista:** Se non sei sicuro di combinare lo stretching con altri esercizi, chiedi consiglio a un professionista del fitness o a un fisioterapista.

Combinando lo stretching con altri tipi di esercizi, puoi creare una routine di fitness completa che migliora la flessibilità, la forza, l'equilibrio e la salute generale. Questo approccio integrato aiuta a garantire che tu rimanga attivo, mobile e indipendente, supportando una migliore qualità della vita.

Conclusione

Incorporare lo stretching regolare nella tua routine quotidiana offre numerosi vantaggi. Lo stretching migliora la flessibilità, consentendo una maggiore facilità di movimento nelle attività quotidiane. Allevia tensioni e rigidità muscolari, favorendo un senso di rilassamento e benessere.

Migliorando la circolazione, lo stretching supporta la salute cardiovascolare generale e aiuta nel processo di recupero dopo l'attività fisica. Inoltre, uno stretching costante aiuta a mantenere una postura corretta, riduce il rischio di lesioni e può persino alleviare il dolore cronico in aree come la schiena, il collo e le spalle.

Il tuo impegno verso una routine di stretching regolare è un passo potente verso il mantenimento e il miglioramento della tua salute fisica. Non è mai troppo tardi per iniziare e ogni piccola cosa conta. Rimanendo attivi e integrando lo stretching nella tua vita quotidiana, stai investendo nella tua futura mobilità e indipendenza. Ricorda, la chiave è la coerenza. Rendi lo stretching una parte naturale della tua routine mattutina e serale, incorporalo nelle tue attività quotidiane e combinalo con altre forme di esercizio per un regime di fitness a tutto tondo.

Il tuo corpo ti ringrazierà per la cura e l'attenzione che fornirai attraverso questi movimenti delicati. Quindi, continua a muoverti, rimani flessibile e continua a godere dei numerosi benefici che derivano da una pratica di stretching dedicata. Brindiamo a te più sano e più attivo nei tuoi anni d'oro.

Appendice

Glossario dei termini

Per aiutarti a comprendere gli esercizi di stretching e la terminologia del fitness, ecco alcuni termini chiave utilizzati frequentemente in questa guida:

1. **Stretching dinamico**: esercizi di stretching che comportano movimento continuo e vengono generalmente eseguiti come parte di una routine di riscaldamento per preparare i muscoli all'attività fisica.

2. **Allungamento statico:** Esercizi di stretching che prevedono il mantenimento di una posizione di allungamento per un periodo di tempo (solitamente 15-30 secondi) senza movimento, volti a migliorare la flessibilità e ridurre la tensione muscolare.

3. **Flessibilità**: La capacità dei muscoli e delle articolazioni di muoversi attraverso l'intera gamma di movimento senza disagio o restrizioni.

4. **Gamma di movimento (ROM):** La misura in cui un'articolazione può muoversi in varie direzioni, tra cui flessione, estensione, abduzione e adduzione.

5. **Mobilità:** La capacità di muoversi liberamente e facilmente, comprendendo sia la flessibilità che la funzione articolare.

6. **Rigidità muscolare:** Sensazione di resistenza o tensione nei muscoli, spesso dovuta all'immobilità prolungata o allo sforzo fisico.

7. **Postura:** L'allineamento delle parti del corpo l'una rispetto all'altra stando in piedi, seduti o sdraiati. Una buona postura aiuta a prevenire lo sforzo sui muscoli e sulle articolazioni.

8. **Riscaldamento:** Esercizi delicati eseguiti prima di un allenamento o di un'attività fisica per preparare il corpo aumentando la frequenza cardiaca, la circolazione e la flessibilità.

9. **Raffreddare:** Esercizi delicati o stretching eseguiti dopo un allenamento o un'attività fisica per ridurre gradualmente la frequenza cardiaca, prevenire dolori muscolari e favorire il rilassamento.

10. **Esercizi di equilibrio:** Attività progettate per migliorare la stabilità e prevenire le cadute migliorando la propriocezione (consapevolezza della posizione del corpo) e rafforzando i muscoli coinvolti nel mantenimento dell'equilibrio.

11. **Esercizio aerobico:** Attività fisica che aumenta la frequenza cardiaca e il consumo di ossigeno per un periodo prolungato, come camminare, nuotare o andare in bicicletta, per migliorare la salute cardiovascolare.

12. **Allenamento della forza:** Esercizi che utilizzano resistenza (ad esempio pesi, fasce di resistenza) per rafforzare i muscoli, migliorare il tono muscolare e aumentare la forza fisica complessiva.

13. **Propriocezione:** La capacità del corpo di percepire la propria posizione e movimento nello spazio, fondamentale per l'equilibrio, la coordinazione e un movimento efficiente.

14. **Idoneità fisica:** Salute e benessere generale raggiunti attraverso un'attività fisica regolare, compresa la resistenza cardiovascolare, la forza muscolare, la flessibilità e l'equilibrio.

15. **Dolore cronico:** Dolore persistente che dura per settimane, mesi o anni, spesso associato a condizioni come l'artrite o il mal di schiena.